Considérations Pratiques

SUR LA

FIÈVRE GASTRIQUE MUQUEUSE,

PRÉSENTANT PARFOIS UN CARACTÈRE PARTICULIER QUI EN CHANGE
LE CARACTÈRE ET LE TRAITEMENT.

Par le Docteur Beringer,

CORRESPONDANT DE LA SOCIÉTÉ DE MÉDECINE DE LYON,

A ses Collègues de la même Société.

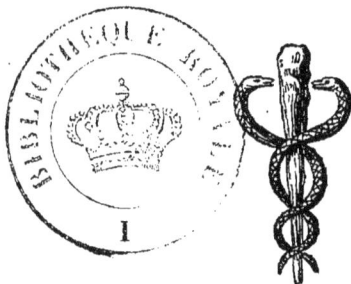

MONTBRISON,

IMPRIMERIE DE BERNARD, LIBRAIRE,

Grande-Rue, 26.

—

1839.

A MON CONFRÈRE TORRENT,

Docteur-Médecin à Chiens (Puy-de-Dôme).

———◆◆◆◆◆———

Puisse ce témoignage public vous prouver que je garderai toujours souvenir des soins affectueux que vous m'avez prodigués dans la trop longue maladie que je viens de subir.

CONSIDÉRATIONS

SUR

La Fièvre Gastrique Muqueuse.

———◆◈◆———

MESSIEURS ET CHERS COLLÈGUES,

Depuis le moment où je fus, par suite d'un petit opuscule intitulé : Considérations pratiques, admis au nombre de vos correspondants, j'ai gardé un silence trop long, j'en conviens ; mais une clientelle nombreuse et très pénible, jointe à une maladie qui pendant plusieurs années m'a privé des attributs de la santé, qui, heureusement pour ma famille et mes nombreux amis, paraît s'affermir et devenir durable, seront, j'en suis convaincu, une excuse suffisante.

Les cas pathologiques sur lesquels je viens appeler un moment votre attention, n'ont point encore, à mon avis, été indiqués d'une manière bien positive et bien détaillée, surtout dans les cadres nosographiques. Cependant les observations en sont nombreu-

ses, car dans ma pratique j'en pourrais indiquer beaucoup, mais je me bornerai à celles qui furent les
plus tranchées, et comme telles dignes de vous.

Toujours à la suite des températures froides et
pluvieuses j'ai eu à donner des soins à des affections
que je qualifierai de gastrite membraneuse : par la
série des symptômes que j'indiquerai j'ai cru devoir
les dénommer ainsi. Broussais plus d'une fois, dans
ses cours, les avait signalées; presque toujours on doit
les appeler gastro-entérite, car ordinairement toute
la muqueuse digestive est attaquée en même temps.
Pour avoir la certitude du fait avancé il aurait fallu
dans les cas où la mort s'en est suivie faire des ouvertures ; mais malgré mon grand désir, la chose a été
impossible, tellement les préjugés, dans nos pays,
sont grands et ridicules pour les cadavres.

L'affection m'a paru agir indistinctement sur tous
les âges et sans différence de sexe; dans sa marche
j'ai cru observer un caractère endémique : cette circonstance s'est confirmée dans les dernières observations que j'ai recueillies et qui m'ont déterminé à
rompre le silence. J'ai constaté enfin qu'elle sévissait
plus particulièrement sur les individus habitant les
revers des montagnes à l'aspect du matin ou de midi;
pour compléter ces généralités je dirai que je l'ai
constamment vu revêtir le type rémittent.

Cette affection doit rigoureusement figurer dans le
cadre des fièvres gastriques muqueuses; mais avec un
caractère inflammatoire bien tranché; Pinel dans sa
Nosographie indique cette complication comme bien

rare, mais elle est admise par Wagler, qui, dit-il, devrait être rare, en réfléchissant à la nature de ces deux maladies ; parce que les circonstances propres à y disposer où à les faire naître, ainsi que leur cause matérielle ont un caractère diamétralement opposé; cependant, dit-il, ces maladies prennent une apparence inflammatoire, surtout quand les sujets affectés sont jeunes, forts et sanguins, lorsque les causes ont agi brusquement et surtout quand la maladie est soupçonnée être l'effet de contagions athmosphériques; le détail des symptômes observés lèvera tout doute à cet égard, je l'espère du moins.

La particularité dont je vais parler a été observée par Sarcone, qui le premier en a tracé les vrais caractères, puisqu'il la désigne par le nom de glutineuse gastrique : par cette dénomination on voit qu'elle diffère essentiellement des autres du même genre. C'est la même qui régna d'une manière très meurtrière à Gœttingue en 1660 et 1661, où elle fut observée par Radever et Wagler, qui en donnèrent une histoire bien soignée, et qui la désignèrent aussi par le même nom.

Avant de faire l'énumération des symptômes généraux, je crois devoir dire un mot de celui qui, dans la circonstance, doit prendre la dénomination de pathognomonique; ici les sécrétions muqueuses de liquides deviennent solides, pendant quatre ou cinq fois même plus souvent, on voit la muqueuse buccale et probablement toute la digestive se couvrir de plaques ou fausses membranes blanchâtres plus ou

moins épaisses, et après chaque chute la surface dé-
nudée est d'un rouge vif, avec un aspect sec et rac-
corni, circonstance sur laquelle je reviendrai à l'occasion du traitement qui doit en éprouver une grande
modification.

Les cas qui dernièrement ont-été soumis à mon
observation ont tous sévi sur des sujets forts, de tem-
pérament sanguin, peu avancés en âge, plusieurs
même étaient dans l'adolescence.

Le 24 octobre dernier, après des pluies froides et
longtemps prolongées, je fus appelé à Saint-Priest-
la-Vêtre, pour donner les soins de mon art à M. Giraudier, propriétaire aisé, fort, robuste, âgé de 55
ans environ, qui a toujours joui d'une santé parfaite;
je constatai par les symptômes suivants une gastrite
que je classai dans la série des membraneuses de
Broussais, de glutineuses de Sarcone, l'invasion re-
montait à quelques jours ; la céphalalgie était vive,
la face rouge animée, la langue volumineuse, sèche
rouge, même raccornie, le pouls plein et fréquent;
par la pression on détermine un peu de douleur sur
la région épigastrique, où on éprouve des pulsations
fortes et fréquentes ; j'en tire les conséquences indiquées par l'aphorisme suivant : *ubi dolor, ibi fluxus...*
la diarrhée a existé, l'urine est rare et limpide, le
malade est constamment couché en supination ; la
peau âcre, brulante, le sommeil est nul, l'anxiété
très grande ; enfin le moral présente un abattement
qui n'est point en rapport avec l'état morbide; dix
sangsues, qui déjà ont été appliquées sur la région

épigastrique me paraissent insuffisantes, j'en prescris vingt-cinq sur le même lieu, où après leur chûte on appliquera un cataplasme émollient pour faciliter l'écoulement sanguin, et produire un bain local; j'y joins des boissons délayantes édulcorées avec du sirop de gomme, qui seront prises tièdes pour produire une action diaphorétique; deux lavements émollients, et enfin une diète absolue. Le surlendemain les symptômes généraux paraissent moins intenses; mais mes craintes se réalisent, la langue et toutes les parties voisines se couvrent de fausses membranes qu'on ne peut confondre avec des aphtes, car il n'existe aucun intervalle entre elles; je supprime les sangsues, parce que le pouls me paraît moins fort, du reste même prescription. A ma troisième visite le malade articulant quelques paroles incohérentes, je produis une dérivation sur un des bras par un vésicatoire, les boissons sont les mêmes, j'y fais addition de quelques grains de nitrate de potasse : on administre trois lavements par jour pour mettre les intestins dans un bain émollient; le tube intestinal, malgré cette précaution ne donne issue à aucune matière pendant vingt-six jours ; le liquide des lavements est même absorbé, ce qui me paraît une preuve indubitable d'une grande irritation. Voyant les symptômes généraux diminuer d'intensité, mais la langue se dépouillant, au dire des surveillants, pour quelques heures, et me présentant des indices positifs d'une inflammation vive et profonde, je maintiens les mêmes prescriptions, mais j'insiste davantage sur les boissons gom-

meuses, que je rends plus concentrées en même temps
que j'augmente la quantité de sirop de même nature,
présumant que pendant longtemps encore le malade
ne pourra user d'une alimentation substantielle. Insensiblement le malade revient à un état voisin de la
santé; quelques écarts, malgré ma recommandation
expresse, ont lieu; et à chaque fois la langue se recouvre; tout paraît revenir à son état normal; quelques
aliments solides paraissent passer très bien, j'en auto-
rise l'usage; mais dans l'idée de hâter son rétablissement le malheureux Giraudier en prend quelque
fois trop pour ses forces digestives, qui paraissant
affaiblies, doivent, dit-il, se réveiller par une petite
dose de vin d'Espagne; je veux m'y opposer, mais mes
observations deviennent inutiles : il survient une inflammation chronique, annoncée par des alternatives
de constipation et de diarrhée; par sympathie, ou par
une vitalité analogue et exclusive d'après Bichat, entre
toutes les muqueuses, celle qui tapisse les voies aé-
riennes s'enflamme, et le malade, après avoir passé
par tous les degrés du marasme, succombe; mais
pendant les derniers jours de son existence, les fausses membranes reparaissent, je reste convaincu que
Giraudier est mort en grande partie par sa faute,
car pour tous, même pour lui, un rétablissement
complet paraissait assuré. Je pense que si j'avais pu
pratiquer l'ouverture de son cadavre, j'aurais observé
une inflammation chronique, et par suite des ulcéra-
tions sur la muqueuse digestive.

Le vingt-deux décembre, la crainte que j'avais

manifestée, et dont j'avais fait part à la famille se réa-
lisa; à la suite d'un temps froid et pluvieux, la maladie, qui jusqu'ici s'était bornée au père, frappe quatre membres de la famille vivant sous le même toit.

Les quatre cas qui se présentent, portent sur des
individus jeunes, sains, doués d'une belle et bonne
constitution : appelé dès l'invasion, j'observe les
symptômes d'une gastro-entérite, que je vois à la
vérité avec des yeux circonvenus, parce qu'il m'est
prouvé par des cas antécédents que cette variété
affecte ordinairement une marche endémique.

Les prodrômes n'étant pas de nature inquiétante,
je temporise jusqu'au lendemain, pour établir une
médication; alors le fils qui est d'une constitution
athlétique et dans la force de l'âge, me présentant
une langue épaisse, sèche et très rouge, un pouls
dur et fréquent, une peau âcre, brulante, une figure
animée, est soumis à un traitement antiphlogisti-
que. En conséquence trente sangsues sont appliquées à l'épigastre, toute la surface abdominale est
couverte d'un cataplasme émollient et aussi épais
que possible, pour remplir les indications précitées
à l'occasion du père; le lendemain je pratique une
saignée de quinze onces environ, parcequ'il s'est
développé un léger délire; du reste même prescription. Le surlendemain et le sixième jour les symptômes cérébraux ont perdu de leur intensité; mais la
langue et toutes les parties voisines sont couvertes de
fausses membranes tellement grosses, que la sortie
de cet organe hors de sa cavité est presque impos-

sible ; je ne puis douter que les intestins sont affecrés
puisqu'il existe une flux abdominal tellement fréquent que les déjections ne cessent pas; quoique
le pouls soit encore dur et plein, en prenant en
considération la longueur de la maladie du père
et l'abattement dans lequel je vois mon malade
tomber au moral et au physique, tout me paraît indiquer qu'il faut être avare d'évacuation sanguine;
j'y renonce, et me borne aux boissons gommeuses,
mais je procure une dérivation sur un des bras,
par un large vésicatoire, en même temps je me hâte
d'arrêter les évacuations ou du moins de les rendre
plus rares; à cet effet, je prescris deux quarts de lavement, avec addition de huit gouttes de laudanum,
dont je ne veux donner que de minimes doses pour
éviter des accidents du côté du cerveau, qui déjà
m'a donné quelques inquiétudes; un amendement
sensible se développe, néanmoins la langue et les
parties circonvoisines se découvrent pour quelques
instants seulement, et alors laissent des signes non
équivoques d'une complication inflammatoire intense;
mais le malade est prostré, même à un degré capa-
ble de donner des inquiétudes : des gargarismes et des
fumigations émollientes sont ajoutés aux prescriptions déjà indiquées, une épistaxis (hémorragie na-
sale) se développe, et avec une intensité telle qu'un
confrère appelé en mon absence pense à tamponner
les fosses nasales; la faiblesse du pouls et la prostration générale me faisaient placer cette hémorragie
dans la classe des passives ; je savais également que

souvent elles étaient devenues, au grand étonnement
de bons observateurs, critiques; je l'espérais mais
n'osais m'en flatter. L'écoulement s'étant arrêté, les
symptômes parurent s'amender, mais après avoir
porté une action directe sur la muqueuse pulmonaire :
car, comme chez le père, une toux violente et continue
se développa et ne parut céder qu'à l'usage du lichen.
Insensiblement les choses revinrent à leur état primitif, mais seulement quand les fonctions cutanées
reprirent leur énergie; pendant longtemps la peau des
avant-bras et des mains était rugueuse au toucher.

Ici comme dans les observations suivantes, faites
dans la même maison, je ne suivrai pas la maladie
jour par jour; j'indiquerai seulement les symptômes
essentiels et le résultat du traitement suivi, qui, à
quelques légères modifications près, fut identique; à
la fin je me livrerai à quelques considérations sur la
cause présumée de cette affection, qui me paraît bien
obscure.

Rosalie Giraudier, âgée de 17 ans, présente toutes
les conditions nécessaires pour une bonne santé;
mais elle tombe malade comme son frère, et comme
lui présente des symptômes mixtes, avec moins d'intensité, cependant dès l'invasion le pouls est petit et
la prostration générale manifeste; la figure paraît
profondément altérée, circonstance qui jointe à ce
que j'ai observé sur le père et son frère, ne me per-
met point de tenter une application de sangsues
même en petit nombre : ici la langue étant plus
humectée et moins rouge, la sensibilité épigastrique

même par une pression assez forte étant peu déve-
loppée, me font naître l'idée de donner quelques
grains d'ipekacuana, qui, dit-on, agit dans ce cas
là comme tonique et pérturbateur ; par prudence je
temporise, en pensant à l'aphorisme d'Hoffman *sœpè*
ars medica tota in observationibus, le lendemain je
m'en félicite, car des membranes d'une épaisseur
plus considérable que toutes celles observées jusqu'ici tapissent la cavité buccale et paraissent même
descendre bien plus profondément. Autour du lit
où repose la malade, on éprouve une odeur de fièvre
adynamique, je me borne à l'indiquer, car aucune
expression ne peut la qualifier, mais elle n'échappe
à aucun praticien. Une médication expectante et
dérivative me paraissant seule indiquée; car la complication inflammatoire n'est point douteuse : il s'agit
évidemment de cette complication désignée par le
nom de synoque. Je prescris seulement quelques
acides végétaux, mais sans succès; un dépérissement
dont je voudrais vainement dépeindre la rapidité se
fait observer; à cela vient se joindre une anomalie
bien extraordinaire, la parole seule est impossible,
mais par les gestes qui suivent les questions on voit
que la conception est intacte, la respiration étant aussi
libre que possible, on ne peut trouver aucune raison
plausible pour l'explication d'un symptôme dont la
solution me paraît impossible; car si le larynx était
garni de fausses membranes, il y aurait nécessairement dyspnée.

La mort vient enfin terminer une série de symptômes que rien n'a pu enrayer.

Jeanne-Marie Giraudier, qui a servi son père assi-
dûment, est prise le même jour de symptômes plus
alarmants dès l'invasion : de suite la langue est très
sèche et d'un rouge cramoisi, une anxiété profonde
se manifeste, les menstrues étant en retard, le pouls
présentant de la force, je prescris des sangsues à la
vulve, des cataplasmes aussi épais que possible sur
tout le ventre; des boissons gommeuses et toujours
prises tièdes, font la base du traitement qui se com-
plète d'une diète absolue pendant toute la durée des
accidents qui sont aussi intenses que les précédents,
mais dont la durée fut bien moindre, car le ving-
tième jour je donne un bouillon; je crois qu'ici le
rétablissement a été si prompt à cause de la sévérité
qu'apportait la malade dans les prescriptions.

Marie Giraudier, âgée de 14 ans, qui comme toute
sa famille a tous les attributs d'une santé florissante,
me présente des symptômes analogues et identiques
à ceux indiqués : la muqueuse digestive est bien,
comme chez les autres, le siège du principal théâtre
morbibe; mais une légère céphalite vient compli-
quer l'affection primitive; même prescription, néanmoins j'insiste davantage sur les dérivatifs, la langue
et les parties voisines se dépouillent et alternative-
ment se recouvrent huit ou dix fois : mais par les
moyens indiqués et une diète très sévère, mes efforts
sont couronnés d'un succès complet.

Quelques jours après, madame Giraudier, âgée de
50 ans, passe à un état intermédiaire entre la santé
et la maladie, pendant trois à quatre jours elle ne

veut pas s'aliter, un mouvement fébrile se développe enfin, et là commencent les accidents déjà indiqués : les symptômes sont moins intenses mais la durée en sera trop longue pour sa constitution détériorée : les membranes sont moins épaisses et très blanches, un léger délire survient, il cède à l'application d'un vésicatoire, pour soutenir un peu les forces la quantité du sirop de gomme est plus considérable. La malade ne peut résister au désir de prendre quelque bouillon et même quelque chose de plus substantiel, je ne peux m'y opposer. C'est peut-être là la seule cause de sa mort ; car je ne fais pas de doute sur des irrégularités réitérées même, elle a été doublement coupable; car chaque fois que son mari avait voulu relâcher de la sévérité prescrite, une recrudescence avait lieu de suite, l'expérience a donc été sans résultat pour elle, si digne d'un autre sort.

Trois autres enfants d'âge différent, mais bien constitués en sont atteints avec des degrés variables, et en sont guéris par les mêmes moyens : un d'eux n'a même pas reçu des soins dirigés par un homme de l'art : mais soit parce que la maladie allait toujours en fléchissant, soit parce que l'expérience pouvait servir de guide à ceux appelés à les soigner, ils sont revenus à leur état primitif.

A mon avis, voici quelques cas dignes, je crois, de fixer l'attention d'un praticien; car en résumé, qu'on juge de l'effet produit sur une famille nombreuse, dans une position sociale assez avancée, qui comme telle use d'une nourriture saine et copieuse; pour

le vulgaire la chose paraît si extraordinaire, qu'il en
est stupéfait, et croirait s'il osait à une calamité
céleste; ce qui m'étonne seulement c'est qu'une affection semblable soit si commune dans nos pays, car en
jettant un coup d'œil sur ma clientelle j'en indique-
rais bien des observations; je me borne à celles qui
me reviennent plus facilement et me paraissent plus
tranchées. Je le répète le caractère dominant, et je
dois dire constant, me force à les classer dans les
fièvres gastriques muqueuses, dites synoques, mais
présentant beaucoup de symptômes de celles dites
typhoïdes : complication qui en rend le traitement
bien difficile; pourquoi sont elles bien plus rares dans
les hôpitaux! car malgré une fréquentation assidue
des cliniques faites dans les divers hôpitaux de Paris,
je n'en ai vu qu'un très petit nombre; à cet égard, je
n'oublierai jamais l'histoire que nous en fit le célèbre
Dupuytren.

Il n'y a pas d'effet sans cause, dit-on; c'est un prin-
cipe invariable, mais souvent elle reste tellement
obscure qu'on ne peut la saisir. Plusieurs observateurs célèbres n'ont pu l'apprécier, ainsi je n'ai point
la prétention de mieux faire, je le répète, je classe
ces affections dans le cadre de celles dites muqueuses,
qui sont ordinairement produites par un état d'iner-
tie, qui diminuant l'énergie des fonctions cutanées
et digestives, altèrent les mouvements salutaires qui,
dans l'état naturel se font de l'intérieur à l'extérieur,
et *vice versâ*. Le dérangement de cette oscillation
sympathique fait naître sur les surfaces muqueuses,

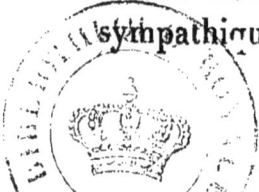

et prinsipalement sur les digestives, un état de flu-
xion, duquel dérivent les accidents primitifs et essentiels que manifestent ces affections. On peut donc
dire qu'elles doivent dépendre d'un défaut d'excita-
tion, qui diminuant la sensibilité et la contractilité
des solides, et retardant le cours des fluides, enlève
à la vie une grande portion de son énergie, et jette
par suite les organes dans la langueur; cependant
tous les individus frappés dans cette maison sont
sains et doués d'une brillante constitution.

Avant moi on a signalé sa marche épidémique, ici
je lui ai reconnu le type sporadique, et quoique la
maison Giraudier fasse partie d'un hameau assez
considérable, personne jusqu'ici n'en a été atteint;
cette cause n'a donc pu se trouver que dans ce qu'on
appelle en hygiène les *circumfusa* ou les *ingesta*.

Le père, qui en fut pris le premier, revint malade
de Montbrison, et depuis le huit octobre, jusqu'au
deux décembre, il reste seul malade ; dans cet inter-
val la nourriture est la même pour les autres membres de sa famille : le laps de temps écoulé est donc
assez grand pour laisser la certitude que les aliments
ne récèlent pas la cause morbide.

L'expérience m'ayant appris dans deux circonstances que l'affection est endémique, j'engage les
gens de la maison à déblayer une cour peu spacieuse,
plate et qui, par cette raison, rend stagnante une
eau qui forme un clapier, d'où s'exhale une odeur
assez fétide, la chose ne peut être autrement, puisque
des animaux domestiques, tels que porc et vache,

viennent y prendre une partie de leur nourriture, et
y déposent par fois des excréments : c'est sur cette
cour entourée de murs de tous côtés et à une hauteur
de 7 à 8 pieds au moins, que donnent les seules
ouvertures des appartements occupés par la famille
Giraudier. Mes conseils ne sont point exécutés, et c'est
à la suite de pluies prolongées et froides que l'invasion devient générale; cette considération est digne de
fixer l'attention d'un praticien observateur, comme
telle je la livre aux réflexions de mes lecteurs.

Pénétré de cette vérité, je me hâte d'évacuer sur
une autre maison ceux dont la position me paraît
plus avantageuse, pour faire cesser la cause présumée occasionnelle, et éviter l'encombrement d'appartements très petits, et communiquant tous d'une
manière directe, d'où nécessairement devait résulter
une altération dans l'air et agraver la position des
malades.... Croirait-on qu'il fallut plusieurs jours
pour faire mettre à exécution cette mesure, à laquelle plusieurs ont dû la vie, telle est ma con-
viction.

Le traitement mis en usage était-il le seul indiqué?
à cet égard je vais entrer dans quelques détails. Si
l'observation du père n'était pas venue me prouver
la vérité de l'aphorisme d'Hoffman, *ars medica est
sæpe in observationibus*, j'aurais, pour me conformer
aux indications des auteurs, administré une dose
d'ipeka, pour deux raisons ; la première comme
évacuant, car alors, dit Pinel, il en résulte une légère
astriction des voies alimentaires, et on remédie au

relâchement atonique souvent inséparable de l'affection de ces membranes. La seconde comme perturbateur des propriétés vitales des criptes muqueux,
qui, dans le cas dont il s'agit, ne paraissent plus se-
créter de liquide, mais un corps glutineux qui devient
ensuite continu et prend la forme d'une membrane
d'épaisseur variable. J'étais d'autant plus disposé à
admettre cette médication que j'aurais porté par
suite une action sur la peau, qui toujours était sèche
aride, et qui, sur les avants-bras et dans les mains,
devenait rugueuse.

Malgré les observations de Pinel, qui révoque en
doute la complication de la fièvre inflammatoire avec
une affection muqueuse, mais admise par Wagler, je
ne pus m'y décider, et persistai à suivre une méthode
qui souvent avait été suivie de succès. Car d'un
coup d'œil rapide je vais présenter bien des observations de succès sur une ou deux terminaisons
funestes.

En résumé sur neuf malades dans la maison Giraudier, six sont rendus à leur état primitif : le père n'a
succombé peut-être que par suite de quelques écarts
et surtout de sa persévérance à prendre du vin d'Espagne, que je voulais remplacer par quelques cuil-
lerées de Bordeaux; la mère ne fut pas très sévère
dans sa diète, telle est du moins l'assurance qui m'en
a été donnée par une de ses voisines, digne de foi.

Je vais en quelques mots présenter des observations
en tout semblables à celles indiquées par leur longueur
et leur intensité ; je désignerai nominativement les

individus, pensant que personne ne peut s'en forma-
liser, et qu'autrement on pourrait avoir des doutes :

N.º 1. Le sieur Tornère, propriétaire à Grandrih,
commune de Saint-Romain-d'Urfé, âgé de 65 ans,
après vingt jours de maladie, réclame mes soins; par
suite d'écart ou par la force de l'affection, il est dans
un état d'adême général, mais par la diète, des boissons gommeuses, et nitrées, aidées de quelques dérivatifs, il recouvre sa santé, et aujourd'hui, il se livre
à tous les travaux de la campagne.

N.º 2. A quelques pas de là, et dans la même époque, la femme Croisat, âgée de 60 ans, est travaillée
mais à un degré bien moins avancé par une semblable maladie, qui cède aux mêmes moyens.

N.º 3. Quelques mois avant, et toujours après des
pluies froides et prolongées, M.me Poyet, du village
Carré, commune de Saint-Romain-d'Urfé, réclame
les soins de mon art, pour une affection de même
nature, qui marche avec un type remittent ; un officier de santé, qui lui avait précédemment donné des
conseils, administrait du sulfate de quinine; je me
hâte d'en faire cesser l'usage, car à mon avis l'existence par cette médication était bien compromise; et
par les moyens indiqués, j'obtiens un rétablissement
tardif mais assuré.

N.º 4. En mars 1837, le sieur Girard, dit le Men-
teur, domicilié à Maison-Seule, commune de Saint-
Romain, perd en quelques jours son beau-frère
et son épouse; je suis appelé pour lui donner des
soins, à mon arrivée je trouve une langue sèche,

raccornie, et d'un rouge cramoisi sur ses bords ; tout le reste de sa surface est couvert ainsi que la cavité buccale d'une membrane blanche très épaisse ; je change le traitement et les moyens indiqués sont couronnés d'un succès que je n'osais espérer; d'après les rapports qui m'ont été faits, il aurait peut-être été de même des autres, si on n'avait pas mis en usage un traitement tonique perturbateur.

N.° 5. Au mois de mai 1838, Laurenceri, domicilié à la Ménardie, commune de Saint-Romain-d'Urfé, m'honore de sa confiance, et là je trouve un individu de 40 ans environ, d'une bonne constitution, qui me présente une affection muqueuse très intense, puisque la langue a le double de son volume ordinaire; on ne peut voir que la pointe et un peu de ses bords, qui offrent un aspect rouge et cramoisi ; à peine peut-on entendre les mots qu'il prononce tant la parole est altérée par les fausses membranes, qui ne pénètrent point dans la poitrine car point de dispnée. Trente sangsues, un vésicatoire, des lavements avec profusion, beaucoup de boissons gommeuses édulcorées avec du sirop de gomme pour soutenir un peu les forces dans une maladie qui ordinairement est très longue, rendent la santé à un individu dont la mort paraissait certaine à tout le monde, effrayé par une prononciation presqu'impossible.

N.° 6. Philippon Marie, âgée de 18 ans, phtysique au deuxième degré, termine son existence par une affection muqueuse qui reconnaît peut-être pour cause occasionnelle l'administration d'un grain et demi d'acétate de morphine donné pour lavement, contre une sciatique, et qui par une méprise impardonnable de sa mère est avalé; quatre jours après la complication indiquée se développe, et la mort s'ensuit très promptement.

N.º 7. Rolland, François, de Lapiau, commune d'Arconsat, fort et vigoureux, présente l'affection qui m'occupe à un très haut degré, pendant vingt-huit à trente jours, il me donne de vives inquiétudes; il est assez heureux pour trouver une cure radicale, qui se developpe peut-être, sous l'influence d'un abcès critique survenu dans l'épaisseur des muscles d'un des avant bras. Ici les lavements procuraient la sortie de beaucoup de fausses membranes, je n'exagérerais pas peut-être en portant à plusieurs livres toutes celles rendues par la bouche et l'anus; son rétablissement fut si complet qu'il a vécu ensuite plusieurs années avec tous les attributs de la santé la plus florissante (1).

N.º 8. Ronsier, du village de Chasagnes, commune de Cervières, est le 15 janvier atteinte d'une inflammation semblable à celle décrite, mais quoique sa langue en porte des signes indubitables, un officier de santé appelé avant moi déclare qu'il ne s'agit uniquement que d'une métastase rhumatismale; on porte ce diagnostic parce que la malade présente une

---

(*) Je n'ai appris sa mort que depuis quelques temps; dans nos pays, l'ingratitude est à l'ordre du jour : quand on vous a lâché quelques écus on se croit quitte de tout.

ankilose à une des articulations fémoro-tibiale : j'établis le traitement indiqué, qui me paraît produire les effets désirés ; le temps est si mauvais que je ne puis me transporter sur les lieux ; le dix-huitième jour, le mari vient m'annoncer qu'on ne voit plus de fausses membranes, que la fièvre n'a pas paru depuis vingt-quatre heures, et que sa femme désire ardemment prendre quelque chose ; je prescris seulement quelques bouillons sans aucune addition ; quel fut mon étonnemeut quand vingt-quatre heures après, j'appris que la malheureuse avait succombé. J'ai dû croire à quelques écarts, mais je ne puis l'affirmer.

N.º 9. M.me Roiret, de Vérine, commune de Noirétable, me fait appeler au neuvième jour de sa maladie; il s'agit d'une forte constitution, chez laquelle les accidents inflammatoire sont plus à redouter à cause de l'âge critique : en effet tout annonce une inflammation vive et profonde, car la face est rouge animée, les lèvres sèches et volumineuses, la langue peut à peine sortir de la cavité buccale, l'épigastre et même tout l'abdomen est sensible par la pression. Les pellicules sortent en abondance par le haut, et au moyen de fréquents lavements, il eu est expulsé beaucoup aussi par l'anus ; déjà le pouls est devenu mou, la prostration est grande, cependant les fonctions cérébrales sont intactes; le traitement indiqué est prescrit, et après avoir vu la langue et ses annexes se dépouiller plusieurs fois, j'ai la satisfaction de voir ma malade revenir progressivement mais très lentement à son état primitif. Son rétablissement me

parut marcher rapidement à la suite d'une évacuation sanguine qui eut lieu par le rectum et que je
redoutais beaucoup ; car je devais la qualifier d'hémorragie passive, vu la prostration et l'état du pouls
qui était mou, d'une hauteur à donner de vives inquiétudes (**).

(**) Pour la troisième fois, dans des cas semblables, je me
trouve en opposition avec un officier de santé, qui, malgré les
symptômes indiqués, voulait, après avoir mis en usage une méthode
perturbatrice, qui seule aurait dû rendre les accidents mortels,
administrer les toniques. Je m'y opposai et avec raison je crois.
Cette circonstance et beaucoup d'autres, me porteraient à engager
les jurys médicaux à mettre plus de sévérité dans les examens;
j'ose affirmer que les campagnes s'en trouveraient mieux, là il faut
savoir tout utiliser; par cette raison j'avance que la médecine est
plus difficile à exercer dans les campcgnes qu'en ville, où l'on
trouve tout à souhait; en second lieu les médecins étant nombreux
l'on peut choisir. Je conviens que le titre de docteur ne donne pas
de la science, mais pour l'obtenir il faut fréquenter les hôpitaux,
seule base d'une instruction solide, rester plus longtemps dans les
écoles, soutenir ensuite des épreuves longues, difficiles et réitérées.
Peut-il enfin avoir deux classes de malades ? on me répondra certainement par la négative ! Pourquoi donc tolérer deux classes de
médecins; qui dans le monde médical voudrait croire qu'au 30
janvier 1838, un de ses membres appliquerait en vain à trois repri-
ses plus ou moins éloignées, le forceps, et ne connaîtrait pas à la
même époque l'effet du seigle ergoté; en quelques instants il put
constater l'efficacité de cette substance, qui ayant réveillé les con-
tractions utérines, expulsèrent par les seules forces de la nature un
enfant tout échymosé, et lui prouvèrent, je pense, que cet instru-
ment était réservé pour des mains plus habiles; par la suppression
de cette anomalie finirait peut-être les intrigues ténébreuses, indi-
gnes de notre art, et trop multipliées pour le bonheur de l'huma-
nité; car ceux qui s'y prêtent devraient ne pas perdre de vue qu'il
s'agit de leurs semblables.

N.º 10. M.ᵐᵉ Rejet, de Vaudier, commune de Juré, réclame mes soins, après plusieurs jours de maladie; j'observe une affection muqueuse du dernier degré : les membranes commencent à se former, mais là où elles n'existent pas, la muqueuse est d'un rouge vif et si ardent que des charbons incandescents : quoique le sujet soit jeune, fort et robuste, car la malade peut avoir 28 ans environ, le pouls est fréquent et mou, les forces se soutiennent; cependant on voit un commencement de prostration ; l'épigastre est sensible et douloureux, le ventre est météorisé. Je me borne à des boissons gommeuses et des applications émollientes; la malade les prend avec avidité, parce qu'elles remplacent une infusion de camomille qu'un officier de santé avait ordonné : dans la nuit qui suit ma visite, il se développe une ménorrhagie que l'officier de santé désigné veut arrêter par des applications d'eau froide, et dont à mon avis on se serait rendu maître par le tamponnement du vagin; moyen aussi avantageux que l'autre devait paraître funeste à toute personne douée d'un coup-d'œil médical très ordinaire. Quoiqu'il en soit, la malheureuse fut enlevée en quelques instants. Sa mort a dû certainement laisser de grands regrets à sa famille, qui aurait dû lui prodiguer des soins plus prompts et mieux dirigés.

Je pourrais et je devrais terminer là ce petit recueil ; je joindrai quatre autres cas, mais d'une manière sommaire. Mme. Faufournou, de la Chambonnie, âgée de 50 ans, environ, Mlle. Beringer, de

Cervières, âgée de 54 ans, M. Goutebarge, François, ex-granger à M. Riberolle aîné, âgé de 70 ans,
et M. Dumas, maire de Saint-Priest-la-Vêtre, âgé de
40 ans, en ont été atteints d'une manière plus ou
moins grave et en sont entièrement rétablis.

Je puis donc avancer que cette affection est fré-
quente et présente par fois des accidents très graves,
qui heureusement ne sont pas souvent mortels : pourquoi faut-il que trois cas semblables se soient mon-
trés dans une seule maison !

Tous les auteurs ont indiqué pour cause prédis-
posante une nourriture de mauvaise qualité et débi-
litante ; à cela je répondrai que presque tous les individus dont je me suis occupé dans ce court exposé,
sont dans une position sociale assez avancée et jouis-
sant comme tels d'une nourriture copieuse et peu
ordinaire dans nos montagnes.

Mon but sera rempli, Messieurs et chers Collègues,
si ces quelques mots pevent vous prouver mon désir
d'entretenir de bonnes relations avec vous, et à mes
concitoyens que le but de mes veilles et de mes travaux sera toujours de mériter leur estime et leur
confiance.

www.ingramcontent.com/pod-product-compliance
Lightning Source LLC
Chambersburg PA
CBHW060517200326
41520CB00017B/5081